万万没想到的科学

银河系
会毁灭吗？

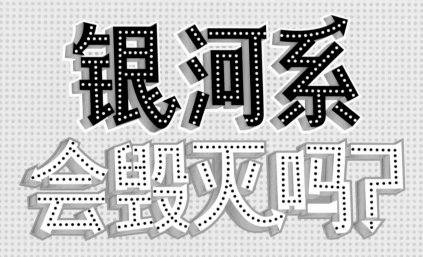

[美]保罗·梅森 著　[美]马克·鲁夫勒 绘　雷鑫宇 译

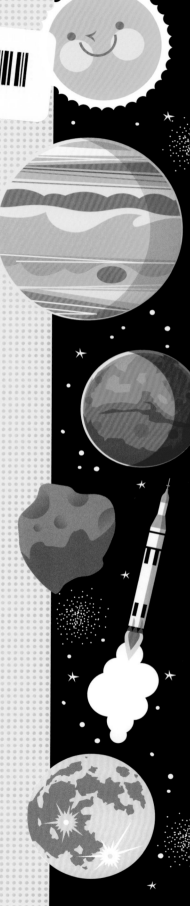

中信出版集团 | 北京

图书在版编目（CIP）数据

银河系会毁灭吗？ /（美）保罗·梅森著；（美）马
克·鲁夫勒绘；雷鑫宇译. -- 北京：中信出版社，
2021.4
（万万没想到的科学）
书名原文：Cause, Effect and Chaos!: In Outer
Space
ISBN 978-7-5217-2726-5

Ⅰ.①银… Ⅱ.①保…②马…③雷… Ⅲ.①银河系
－儿童读物 Ⅳ.①P156-49

中国版本图书馆CIP数据核字（2021）第016013号

Cause, Effect and Chaos!: In Outer Space
By Paul Mason Illustrated by Mark Ruffle
First published in Great Britain in 2018 by Wayland
Copyright © Hodder and Stoughton, 2018
Simplified Chinese rights arranged through CA-LINK International LLC (www.ca-link.cn)
Simplified Chinese translation copyright © 2021 by CITIC Press Corporation
All rights reserved.
本书仅限中国大陆地区发行销售

银河系会毁灭吗？
（万万没想到的科学）

著　　者：[美]保罗·梅森
绘　　者：[美]马克·鲁夫勒
译　　者：雷鑫宇
出版发行：中信出版集团股份有限公司
　　　　　（北京市朝阳区惠新东街甲4号富盛大厦2座　邮编　100029）
承 印 者：北京联兴盛业印刷股份有限公司

开　　本：889mm×1194mm 1/16　　印　张：12　　字　数：300千字
版　　次：2021年4月第1版　　　　印　次：2021年4月第1次印刷
京权图字：01-2020-1682
审 图 号：GS(2020)3798号　书中地图系原文插附地图
书　　号：ISBN 978-7-5217-2726-5
定　　价：148.00元（全6册）

出　　品　中信儿童书店
图书策划　如果童书
策划编辑　陈倩颖
责任编辑　陈晓丹
营销编辑　张远　邝青青　宋雨佳
美术设计　韩莹莹
内文排版　北京沐雨轩文化传媒

目 录

万物的关系真奇妙!

事情是怎样发生的？通常来说，它可能受到之前发生的某件事情的影响。不过有些时候一件事情也可能产生意料之外的结果。除了我们可以预见的结果，还存在许多人们想不到的偶然和意外，你或许也能想到一些这样的例子。

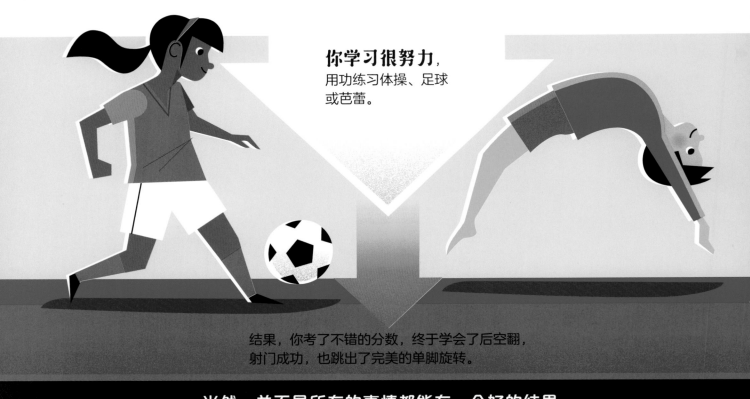

你学习很努力，
用功练习体操、足球
或芭蕾。

结果，你考了不错的分数，终于学会了后空翻，
射门成功，也跳出了完美的单脚旋转。

当然，并不是所有的事情都能有一个好的结果。

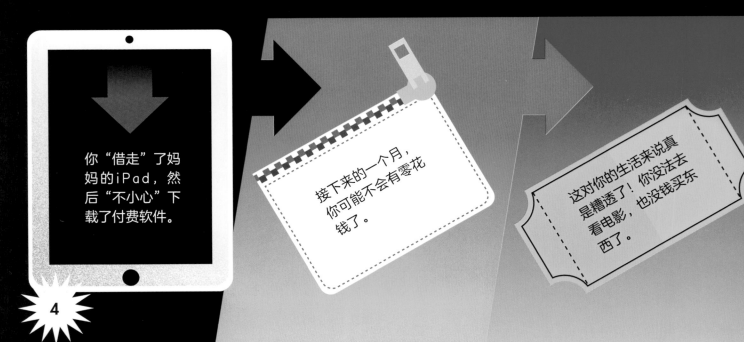

你"借走"了妈妈的iPad，然后"不小心"下载了付费软件。

接下来的一个月，你可能不会有零花钱了。

这对你的生活来说真是糟透了！你没钱去看电影，也没钱买东西了。

4

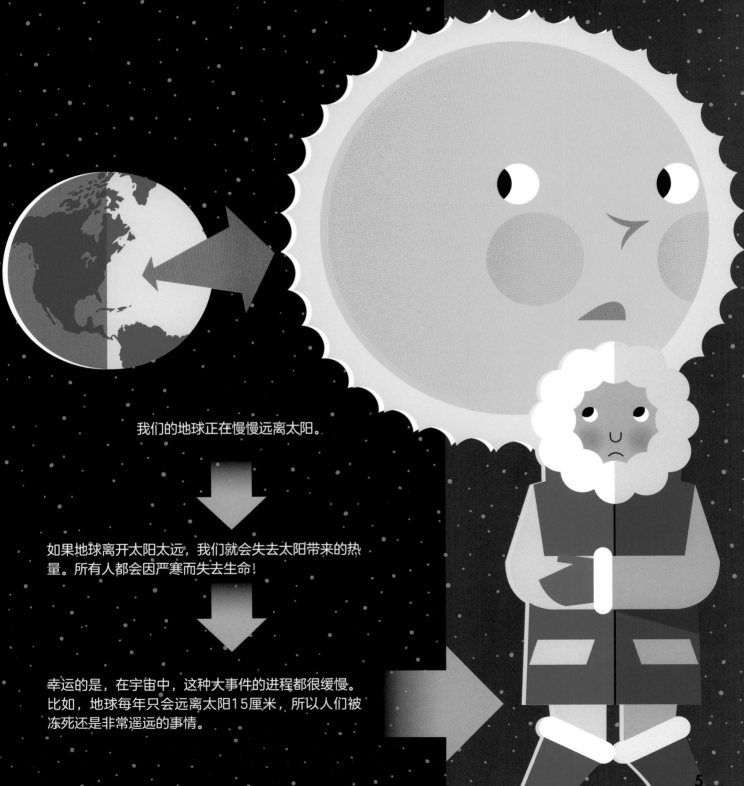

这对地球来说也一样，地球发生这样的事情有时候令人感觉痛苦，有时候甚至是致命的。那么就让我们想象一下太空中的情景吧！

我们的地球正在慢慢远离太阳。

如果地球离开太阳太远，我们就会失去太阳带来的热量。所有人都会因严寒而失去生命！

幸运的是，在宇宙中，这种大事件的进程都很缓慢。比如，地球每年只会远离太阳15厘米，所以人们被冻死还是非常遥远的事情。

5

太阳能量给地球带来了什么?

阳光明媚的日子里我们都会感到很开心。这没什么奇怪的,与其他生物一样,我们人类也需要阳光才能生存下去。阳光是一种来自太阳的能量。太阳是一颗恒星,处于我们所在的太阳系的中心。

光球

能量到达了光球,这里的温度和亮度比你能想到的最强火焰更热,更亮!

对流层

辐射区

能量传输向太阳表面,也就是光球。在这个过程中,大多数能量散失了,因此那里的温度只有大约5500~6000℃。

核心

在太阳的核心,发生的**化学反应**释放出巨大的能量。这里的温度高达约15 000 000℃!

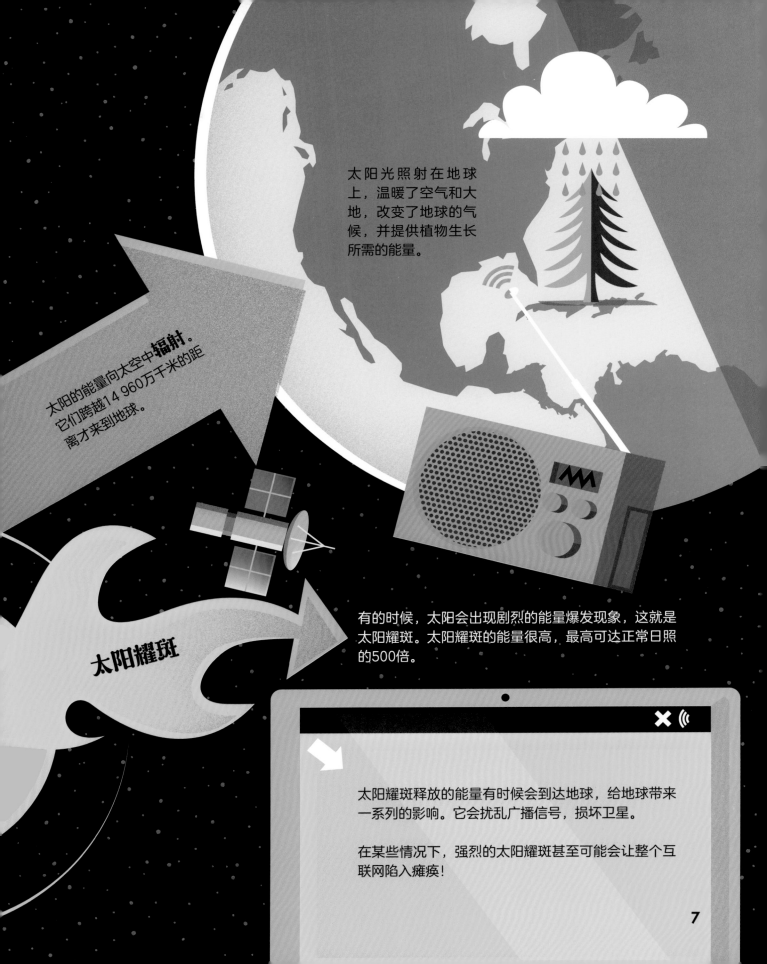

太阳光照射在地球上，温暖了空气和大地，改变了地球的气候，并提供植物生长所需的能量。

太阳的能量向太空中**辐射**。它们跨越14 960万千米的距离才来到地球。

太阳耀斑

有的时候，太阳会出现剧烈的能量爆发现象，这就是太阳耀斑。太阳耀斑的能量很高，最高可达正常日照的500倍。

太阳耀斑释放的能量有时候会到达地球，给地球带来一系列的影响。它会扰乱广播信号，损坏卫星。

在某些情况下，强烈的太阳耀斑甚至可能会让整个互联网陷入瘫痪！

如果太阳不见了会怎样？

如果没有阳光，植物就会停止生长，地球也将不再有气候和季节的变化。

到那个时候，地球就会变成在太空中流浪的一块岩石，寒冷又暗淡。

白天，**太阳**和**月球**这两个天体都在天空中运行。月球运行的速度很慢，太阳经常会"超过"它。

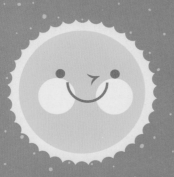
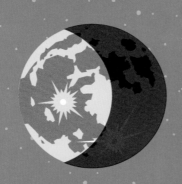

有的时候，当太阳"追上"月球，被月球遮住一部分时，地球上就会出现一种奇特的半明半暗的现象。*

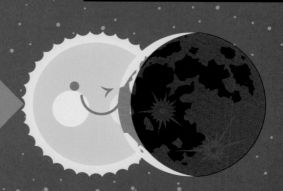

*太阳的直径是月球的400倍。可是为什么它们看起来大小差不多呢？这是因为太阳到地球的距离是月球到地球距离的400倍那么远。

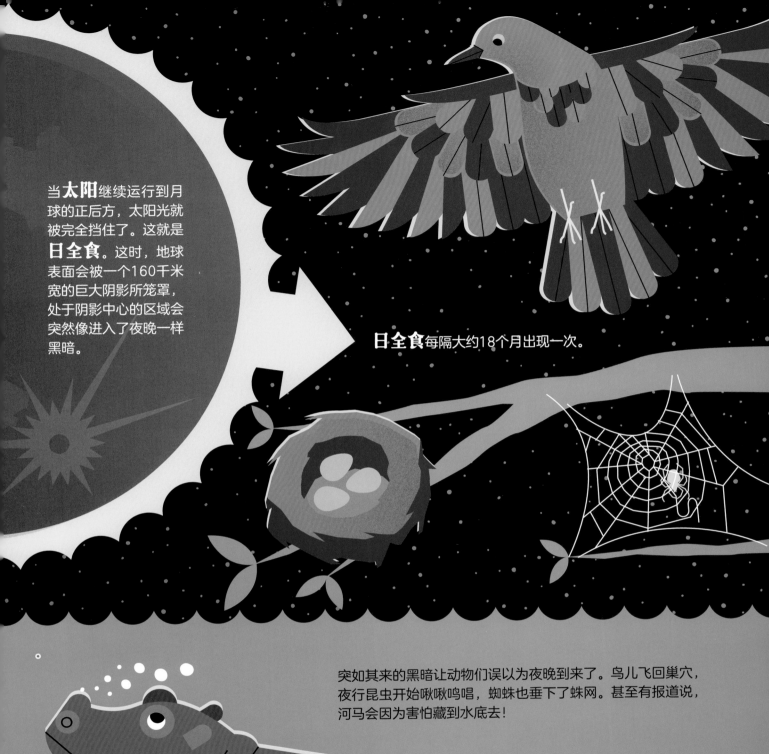

当**太阳**继续运行到月球的正后方，太阳光就被完全挡住了。这就是**日全食**。这时，地球表面会被一个160千米宽的巨大阴影所笼罩，处于阴影中心的区域会突然像进入了夜晚一样黑暗。

日全食每隔大约18个月出现一次。

突如其来的黑暗让动物们误以为夜晚到来了。鸟儿飞回巢穴，夜行昆虫开始啾啾鸣唱，蜘蛛也垂下了蛛网。甚至有报道说，河马会因为害怕藏到水底去！

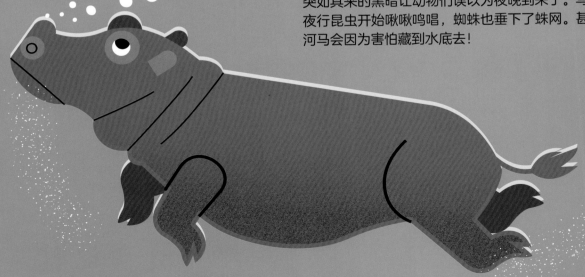

流星是怎么形成的?

当你抬头望向夜空，你可能会看到有像星星一样的东西划过天际。实际上，它们是落向地球的流星。

流星起初是一颗**流星体**，而流星体是从小行星或彗星上脱离的太空岩石，一旦落入地球的大气层，它就变成了流星。

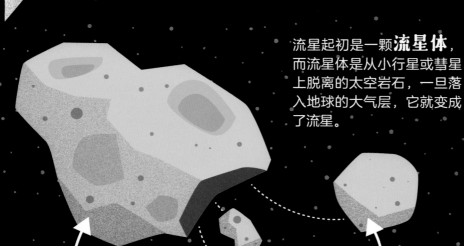

小行星

流星体

流星坠落时，它会和地球大气层中的气体发生摩擦，摩擦使它温度升高并发光。这就是我们可以用肉眼看到流星的原因。

如果很多流星同时落向地球，就会形成**流星雨**。

10 千米

大多数流星都会在摩擦过程中燃烧起来，并在到达地球表面之前变为尘埃。每天都有流星形成的宇宙尘埃飘落在地球上。

没有燃烧尽而落到地球上的流星叫**陨星**。

有科学家认为，在6500万年前，一颗直径10千米的陨星击中了地球，导致地球上出现了大量尘埃云、火灾和海啸。他们相信，这最终导致了恐龙的灭绝。

人类怎样登上月球？

1969年，三名航天员前往月球，执行阿波罗11号登月任务。这三名航天员分别是巴兹·奥尔德林、尼尔·阿姆斯特朗和迈克尔·柯林斯。谁也不知道他们能否顺利抵达月球，能否活着再回到地球。

五枚强力火箭将航天员送离地面。当燃料耗尽时，火箭就被**抛落**了。

另外五枚火箭启动，进行接力。这时，地球的引力已经很弱，因此这五枚火箭比先前的火箭稍小一些。燃料耗尽后，它们也被抛落了。

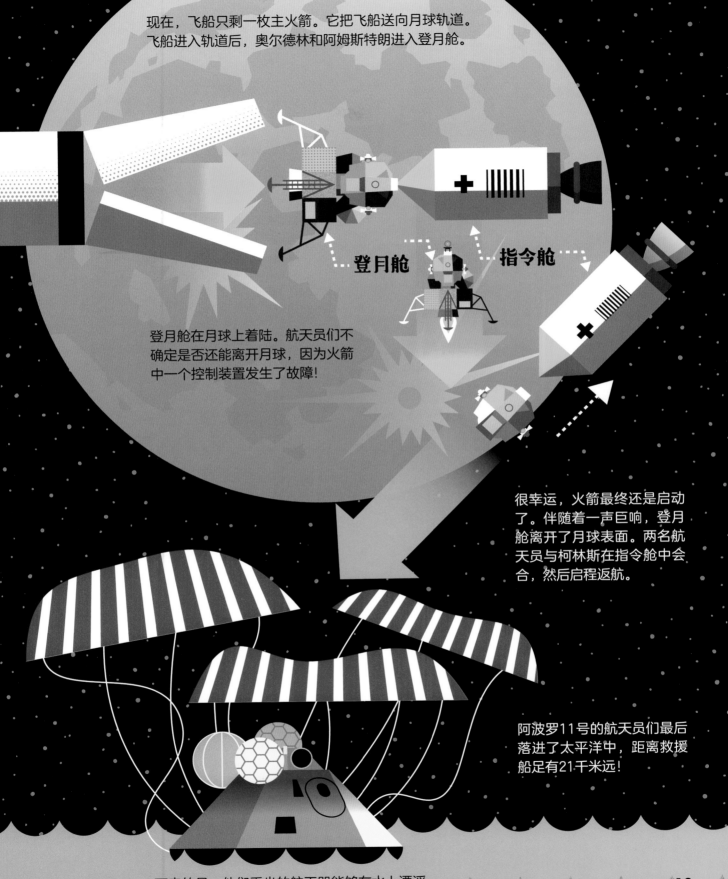

现在，飞船只剩一枚主火箭。它把飞船送向月球轨道。飞船进入轨道后，奥尔德林和阿姆斯特朗进入登月舱。

登月舱

指令舱

登月舱在月球上着陆。航天员们不确定是否还能离开月球，因为火箭中一个控制装置发生了故障！

很幸运，火箭最终还是启动了。伴随着一声巨响，登月舱离开了月球表面。两名航天员与柯林斯在指令舱中会合，然后启程返航。

阿波罗11号的航天员们最后落进了太平洋中，距离救援船足有21千米远！

万幸的是，他们乘坐的航天器能够在水上漂浮。

太空中人体会发生什么变化?

如今,科学家和航天员们不仅是登上月球,而是开始在太空中生活。目前人类在太空中生活的最长纪录是437天*,这可是一年多的时间!我们的身体已经适应了地球重力,而太空中是没有重力的。那么,在太空中生活会对人体有怎样的影响呢?

在**空间站**中,没有重力使血液向下流动,血液滞留在人体的上半身和头部。航天员的脸很快就浮肿起来了。

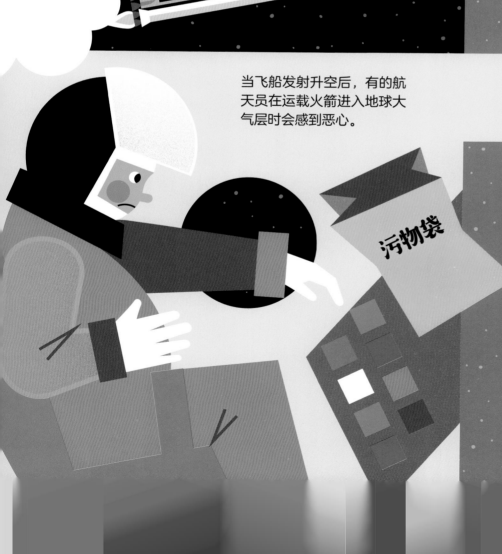

当飞船发射升空后,有的航天员在运载火箭进入地球大气层时会感到恶心。

污物袋

由于上半身**血液过多**,腿部就会缺血,因此,航天员的双腿肌肉开始萎缩,变得又皱又细。

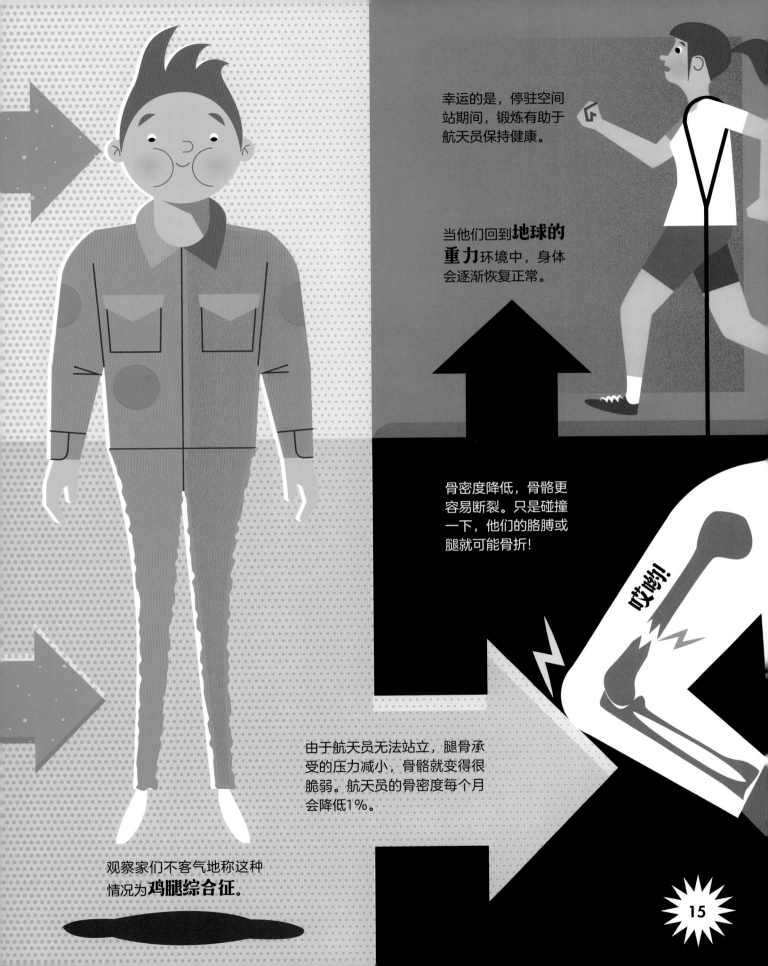

幸运的是，停驻空间站期间，锻炼有助于航天员保持健康。

当他们回到**地球的重力**环境中，身体会逐渐恢复正常。

骨密度降低，骨骼更容易断裂。只是碰撞一下，他们的胳膊或腿就可能骨折！

哎哟！

由于航天员无法站立，腿骨承受的压力减小，骨骼就变得很脆弱。航天员的骨密度每个月会降低1%。

观察家们不客气地称这种情况为**鸡腿综合征**。

15

在太空中怎样上厕所？

在空间站里，无法像地球上那样，始终有重力对你产生下拉作用。实际上，你感受不到重力（通常称为零重力）。

在零重力状态下，任何没有固定好的东西都会飘走！即便是很简单的事情，也会变得很复杂，比如，给食物涂番茄酱、挤牙膏、洗澡，以及……

小便。

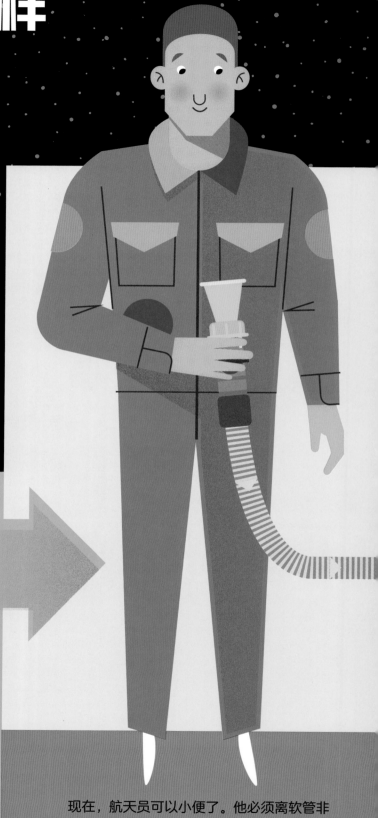

首先，航天员需要打开一个长软管末端的风扇。风扇可以把空气吸进管中。

现在，航天员可以小便了。他必须离软管非常近，否则小便就会飘走！

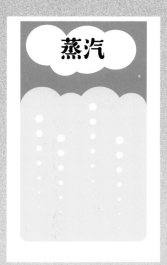

蒸汽

当收集得足够多时，尿液就会被加热至沸腾，变成蒸汽。

蒸汽

污物 **污物**

蒸馏器开始高速旋转，污物都黏附在容器侧壁上，纯净的蒸汽则留在容器里。

在国际空间站中，美国航天员不仅收集自己的尿液，还收集俄罗斯航天员的尿液。俄罗斯航天员干脆就都留给美国航天员了。

尿液

小便被吸入空间站上的尿液处理装置（UPA）里。尿液中有95%是水，这对航天员来讲是非常宝贵的资源。因此，他们会将尿液回收利用起来！

蒸汽冷却后重新变成液体。如果这个过程成功了，尿液就会变成干净的水，成为航天员解渴的饮用水。如果没有成功，他们就会收获一个令人作呕的意外惊喜！

H_2O

怎样在太空中行走？

有时，航天员会离开空间站到太空中去。空间科学家称之为"舱外活动"（EVA），而更多的人把它叫作"太空行走"。当航天员通过气闸舱走到空间站外时，太空行走就开始了。

气闸舱的内闸门是封闭的，以保持空间站内的空气不外流。当外闸门打开时，航天员就可以进入太空了。

航天员会系上一条与空间站相连的"安全绳"。

如果航天员不小心飘离了空间站，安全绳可以保证他们不会飘进太空里。

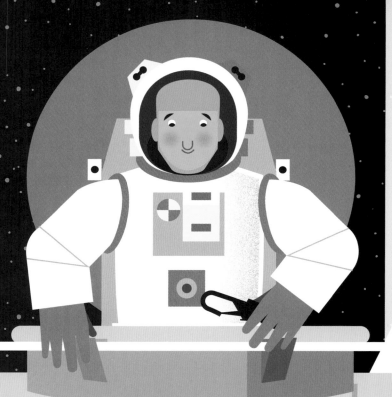

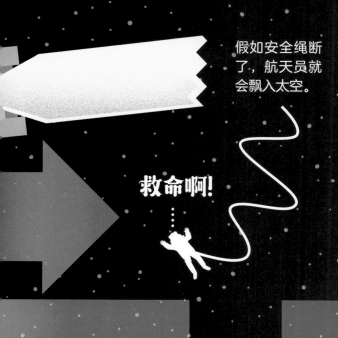

假如安全绳断了，航天员就会飘入太空。

救命啊!

他们的结局通常有两种：

(a) 耗尽氧气和水，最后葬身太空；

(b) 被地球引力吸向地面，像流星一样变成一团火球。

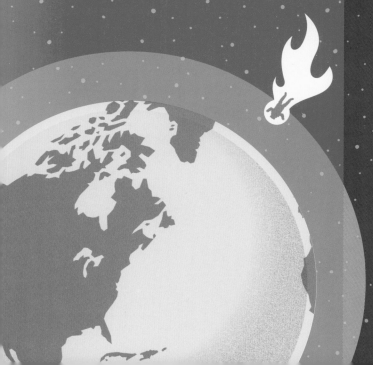

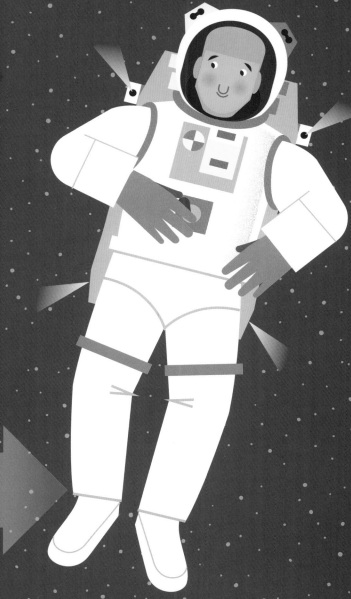

因此，航天员必须迅速打开航天服上的**喷气背包**。

喷气背包启动后，航天员用手持控制器调整方向，就好像操作游戏机的手柄一样，让自己回到安全的地方。

喷气背包的燃料非常少，但足够让航天员返回空间站，或者前去救助脱离安全绳的同伴。

火星为什么是红色的？

从地球上观测火星，它看上去是红色的，因此火星也被称为"红色星球"。多个世纪以来，人们总是将火星的颜色和战争联系起来。红色的火星真的传递出了战争的意味吗？它的颜色有别的轻松点儿的解释吗？

氧化铁

太阳系，包括火星在内，形成于数十亿年以前。在构成火星的化学元素中，有一种元素叫**铁**。

火星形成后，有一部分铁由于引力作用进入了火星的内核。

火星的引力非常弱，因此很多铁都留在了火星表面，逐渐变成了氧化铁（铁锈）。

内核

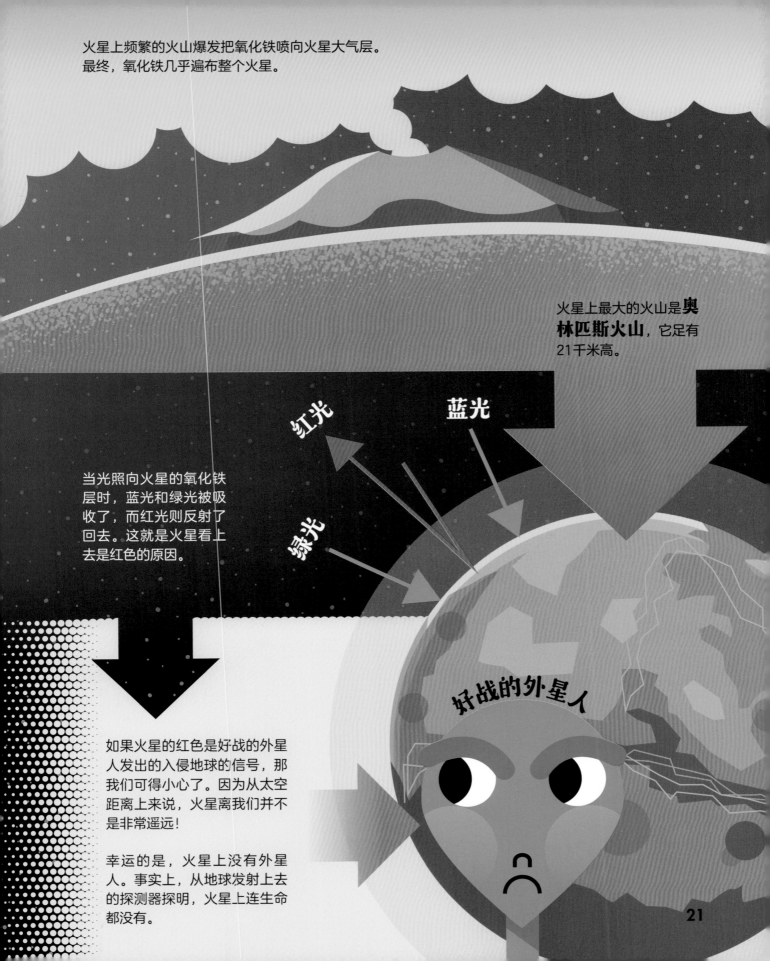

火星上频繁的火山爆发把氧化铁喷向火星大气层。最终，氧化铁几乎遍布整个火星。

火星上最大的火山是**奥林匹斯火山**，它足有21千米高。

红光　蓝光　绿光

当光照向火星的氧化铁层时，蓝光和绿光被吸收了，而红光则反射了回去。这就是火星看上去是红色的原因。

好战的外星人

如果火星的红色是好战的外星人发出的入侵地球的信号，那我们可得小心了。因为从太空距离上来说，火星离我们并不是非常遥远！

幸运的是，火星上没有外星人。事实上，从地球发射上去的探测器探明，火星上连生命都没有。

21

地球和海王星之间有什么？

太阳系中，海王星是距离太阳最远的行星。它和太阳之间的距离真的很远——至少有43亿千米。假如你乘坐目前的宇宙飞船，需要10.5年才能抵达海王星。在漫长的旅途中，你可以看到很多壮丽的景色，但这段旅程也充满了潜在的危险。

两颗卫星

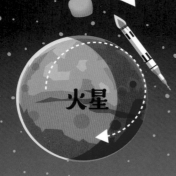

火星

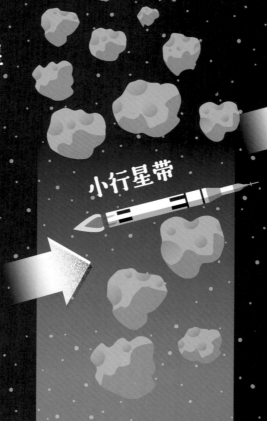

小行星带

你经过的第一颗行星是火星。但愿你不会遭遇两个火星卫星那样的命运。它们曾经是小行星，但被火星的引力吸住而无法离开！

当你的宇宙飞船通过小行星带时，要当心坠毁的危险！即使是很小的碰撞也会导致大灾难。

木星的大小是太阳系其他所有行星加在一起的2.5倍。你一定要把握好飞船飞行的方向，因为木星的引力实在太强了！你一定不想被拖进木星大红斑——大红斑是一团猛烈的风暴，它的体积大到可以装下三个地球。

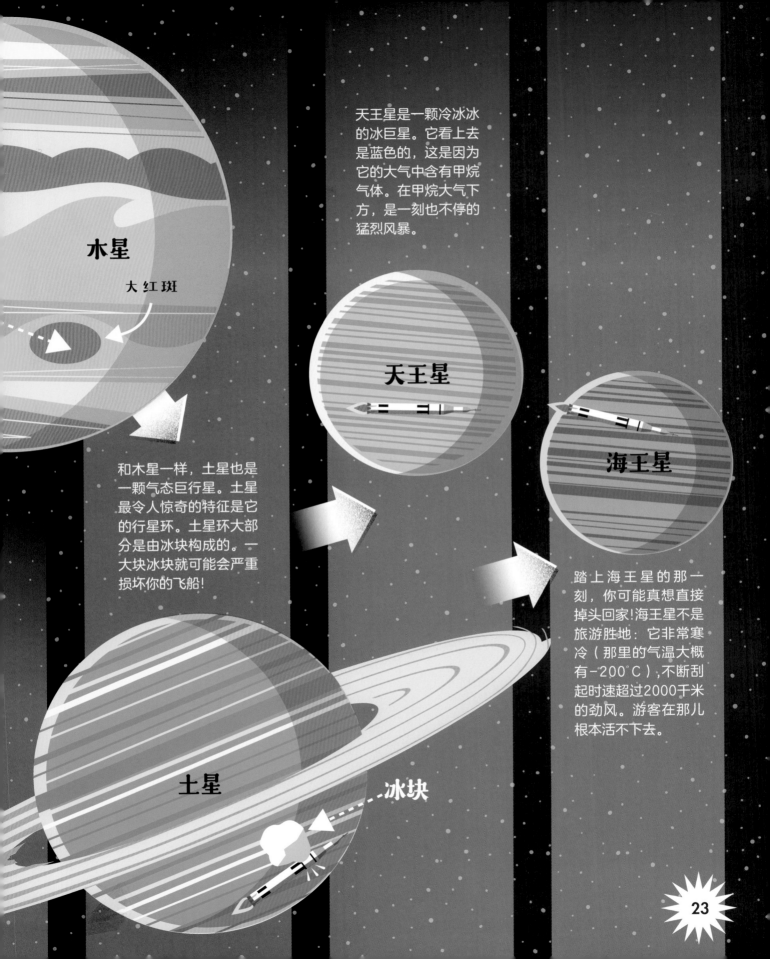

木星

大红斑

和木星一样，土星也是一颗气态巨行星。土星最令人惊奇的特征是它的行星环。土星环大部分是由冰块构成的。一大块冰块就可能会严重损坏你的飞船！

土星

冰块

天王星是一颗冷冰冰的冰巨星。它看上去是蓝色的，这是因为它的大气中含有甲烷气体。在甲烷大气下方，是一刻也不停的猛烈风暴。

天王星

海王星

踏上海王星的那一刻，你可能真想直接掉头回家！海王星不是旅游胜地：它非常寒冷（那里的气温大概有−200℃），不断刮起时速超过2000千米的劲风。游客在那儿根本活不下去。

恒星也会"死"吗？

恒星的能量来自其内核的氢。最终，氢是会耗尽的。较大较亮的恒星比较小的恒星消耗氢的速度更快。但不管恒星是大是小，它们的氢总会消耗殆尽。

红巨星

当氢耗尽之后，太阳就会开始膨胀，而且变得更加明亮。它最终会变成一颗红巨星。

经过大约50亿年的时间，当太阳最终变成一颗红巨星，我们的地球将会被它烤焦！

恒星的燃料最终燃尽。

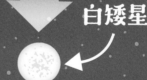

白矮星

对普通恒星而言，外层气体会向外释放，内核逐渐冷却。它最终会变成一颗白矮星。

当巨型恒星的燃料耗尽时，它会向内坍缩。恒星物质由内核剧烈爆炸，最终导致

超新星爆发！

超新星发出的光比整个银河系普通恒星发出的光都要亮！但是它持续的时间只有近一个月。

随后，超新星就只剩下内核了。它的引力非常强，即便是光也无法逃脱。最终，它变成了一个黑洞。

黑洞周围有一道假想的界线，叫"视界"。只要外来物质进入了视界，它就无法摆脱黑洞的引力。

视界

黑洞

25

黑洞为什么能"吐出"恒星？

在银河系中央有一个巨型黑洞，它偶尔会"吐出"一颗恒星。这颗巨大的燃烧气体球就飞向了宇宙。

这种情况是怎么发生的呢？

黑洞的引力很强，它不断地吸引着太空物质。

有时候，黑洞会吸引两颗在轨道上相互绕对方旋转的恒星。它们就像手牵着手的舞者，一起旋转。

当这两颗恒星被吸向黑洞时，黑洞引力加大了它们旋转的速度。

最终，它们旋转的速度太快了，无法再在一起。这就好像两个牵手共舞的人突然放手了一样。

一颗恒星被吸进黑洞，另一颗则会高速远离它的同伴。

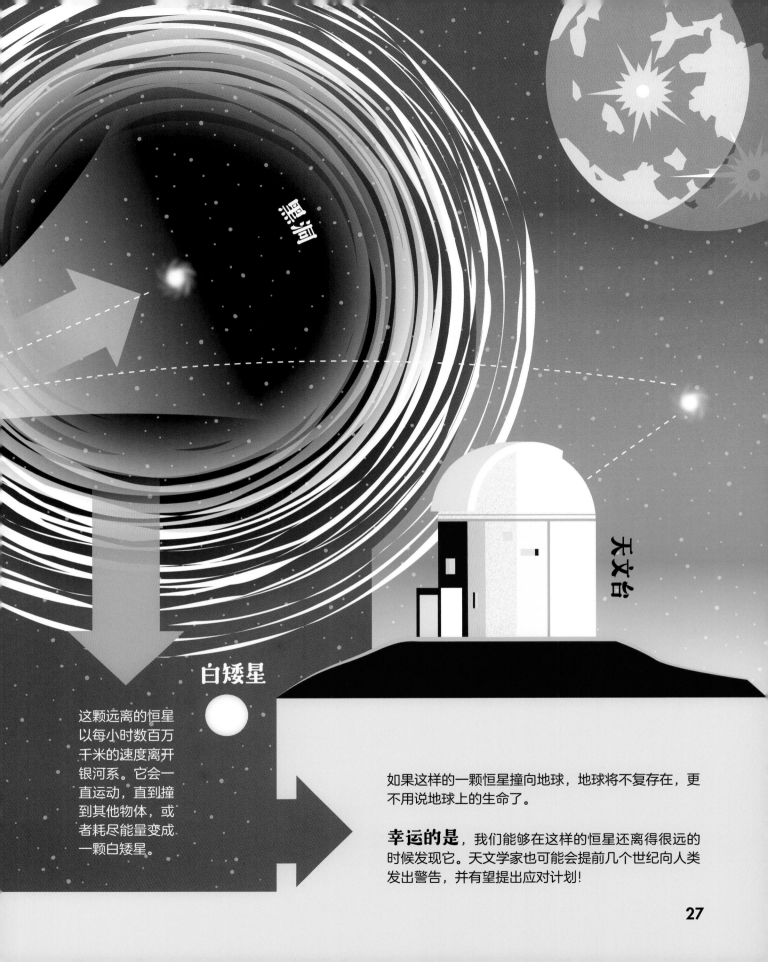

黑洞

天文台

白矮星

这颗远离的恒星以每小时数百万千米的速度离开银河系。它会一直运动，直到撞到其他物体，或者耗尽能量变成一颗白矮星。

如果这样的一颗恒星撞向地球，地球将不复存在，更不用说地球上的生命了。

幸运的是，我们能够在这样的恒星还离得很远的时候发现它。天文学家也可能会提前几个世纪向人类发出警告，并有望提出应对计划！

银河系会毁灭吗？

你知道吗？一个星系可能会"吃掉"另一个星系。当小星系靠近一个非常大的星系时，它就有可能被"吞掉"。

大星系的引力很强，它会拖拽住周围的小星系。

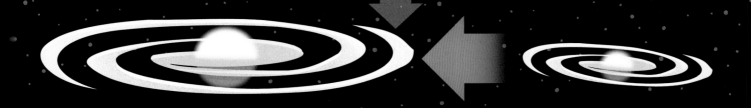

小星系被慢慢地拉到大星系的旁边。当小星系离大星系足够近时，它自身的引力就不足以再维持自己星系里恒星和行星的固有位置，它们都会被大星系吸走。

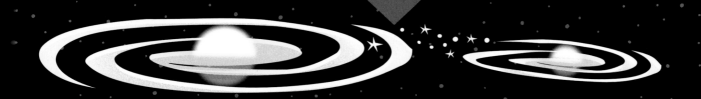

小星系逐渐瓦解，成为大星系的一部分。

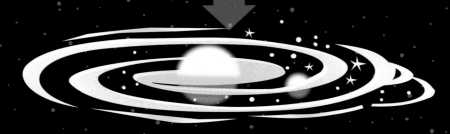

星系吞食的过程通常会持续数十亿年的时间。

不幸的是，我们所在的银河系就有一个**非常大**的邻居：仙女星系。

仙女星系已经吞食了至少一个星系，或许更多，而且它正以每秒300千米的速度朝我们飞来。

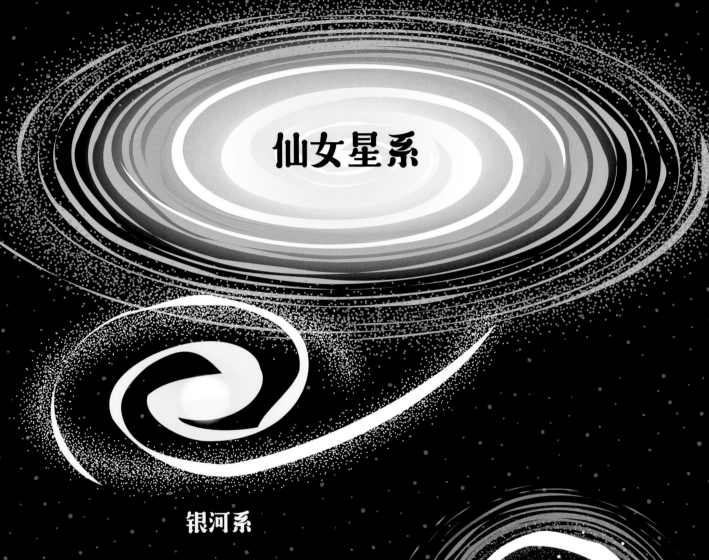

仙女星系

银河系

当仙女星系到达的时候，它将会引起银河系的大混乱。没准儿到那时，整个银河系都要毁灭了！

幸运的是，仙女星系至少要十亿年后才会到达银河系。

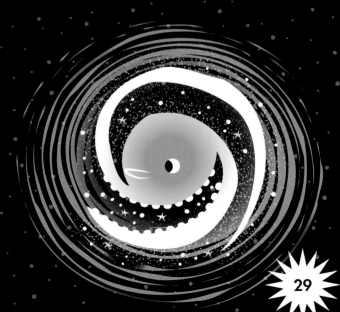

29

那些你可能感兴趣的词语!

安全绳：用于固定物体的带子或绳子。在零重力空间中，安全绳非常有用。

冰巨星：主要由冰冻物质构成的大型行星。

登月舱：登陆月球表面使用的航天器。

辐射：向外散播、转移。

轨道：环绕一个物体做圆周运动的轨迹。此时，物体的引力与速度达到平衡。

红巨星：氢耗尽后，膨胀并发出红光的恒星。

化学反应：一种物质转化成另外一种物质的过程。例如金属生锈或木材燃烧。

化学元素：不可再被分割的基本化学单位。

流星：掉入地球大气层中的太空岩石。

密度：描述了物质内部的紧密程度。比如，车里坐五个人的时候，密度就比坐两个人时要高。

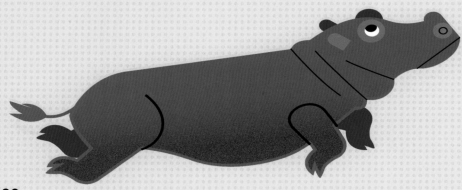

抛落：抛弃或抛离。

气态巨行星：由气体构成的大型行星。

气闸舱：在这个密闭空间的两端各有一道闸门。在一道闸门打开的时候，另一道闸门可以封闭。

天体：天文学家作为研究对象的所有宇宙空间物体。

天文学家：从事行星、恒星等天体研究的科学家。

污物：有毒或者不洁净的物质。

引力：一种物体对另一种物体的吸引作用。引力与物体的质量有关，质量越大，引力越强。

月球轨道：环绕月球的运动轨迹。

陨星：落在地球表面未燃烧完的流星。

资源：可用的供给物，例如水、空气和食物。

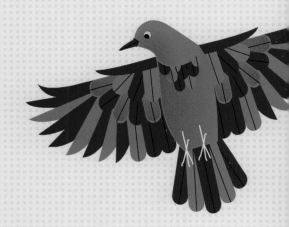